Les Rayons

DE

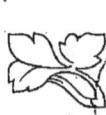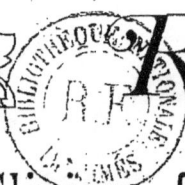# Rœntgen

à la Clinique Chirurgicale

DE

M. LE DOCTEUR A. CHIBRET

PAR

M. le Docteur A. Gaillard

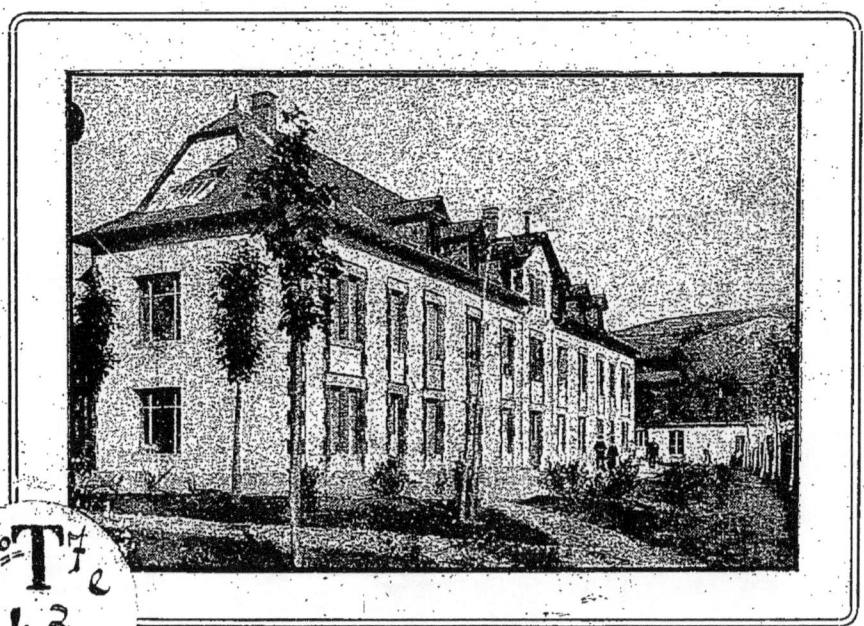

Les Rayons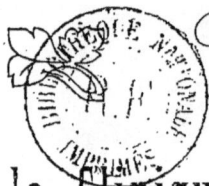

DE

Rœntgen

à la Clinique Chirurgicale

DE

M. LE DOCTEUR A. CHIBRET

PAR

M. le Docteur A. Gaillard

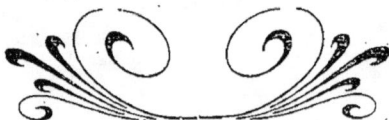

AURILLAC. — Imprimerie Moderne.

La merveilleuse découverte du professeur Rœntgen date déjà de onze ans, et cependant ce nouveau mode d'examen physique des organes est loin d'occuper dans la pratique médicale la place qui lui est dùe. Le nombre des médecins outillés pour y soumettre leurs malades est relativement restreint et parmi ceux dépourvus des instruments nécessaires, la plupart insuffisamment renseignés sur l'étendue et les limites de ses applications, ou bien ne l'appellent pas à leur aide quand il pourrait leur être le plus utile, ou bien lui demandent plus qu'il ne saurait donner.

C'est cette remarque qui poussa M. le docteur Chibret, lors de la construction de sa Clinique Chirurgicale à doter cette dernière d'une installation de ce genre. Je lui suis reconnaissant

d'avoir été choisi par lui pour m'occuper de
cette nouvelle branche de la médecine, aujour-
d'hui surtout que j'ai pu me rendre compte des
services que le praticien peut retirer de ce
mode d'exploration tant au point de vue du

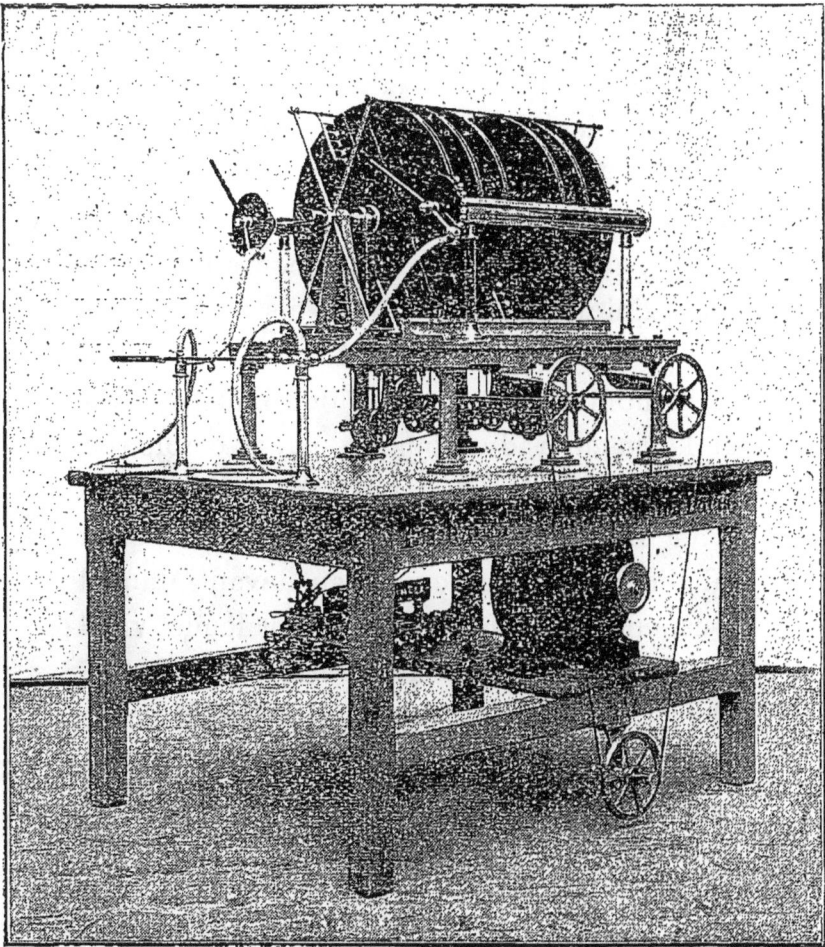

(Fig. 1).

diagnostic qu'au point de vue du traitement de certaines affections.

Sur les indications de Monsieur le Professeur Béclère, le distingué radiologue des hôpitaux de Paris, dans le service duquel je passai quelques semaines pour me mettre au courant de la technique opératoire, je m'adressai à la maison Drault pour l'installation nécessaire.

La source d'électricité est une machine du type Wimshurst à douze plateaux, munie d'un moteur électrique monté sur le bâti même de la machine et alimenté par le courant continu de la Clinique (fig. 1). Deux fils conducteurs la relient à l'empoule radiogène. Cette dernière dont la mobilité est une condition indispensable pour l'examen radioscopique, par exemple, est supportée par le chassis porte-ampoule du docteur Béclère, mobile dans tous les sens et muni d'un diaphragme-iris, au devant duquel est suspendu l'écran fluorescent sur lequel vient se fixer l'image du sujet à examiner (fig. 2).

Avec cette instrumentation, il est facile de retirer de la découverte du professeur de Wurtzbourg, tous les avantages qu'on en retire aujourd'hui.

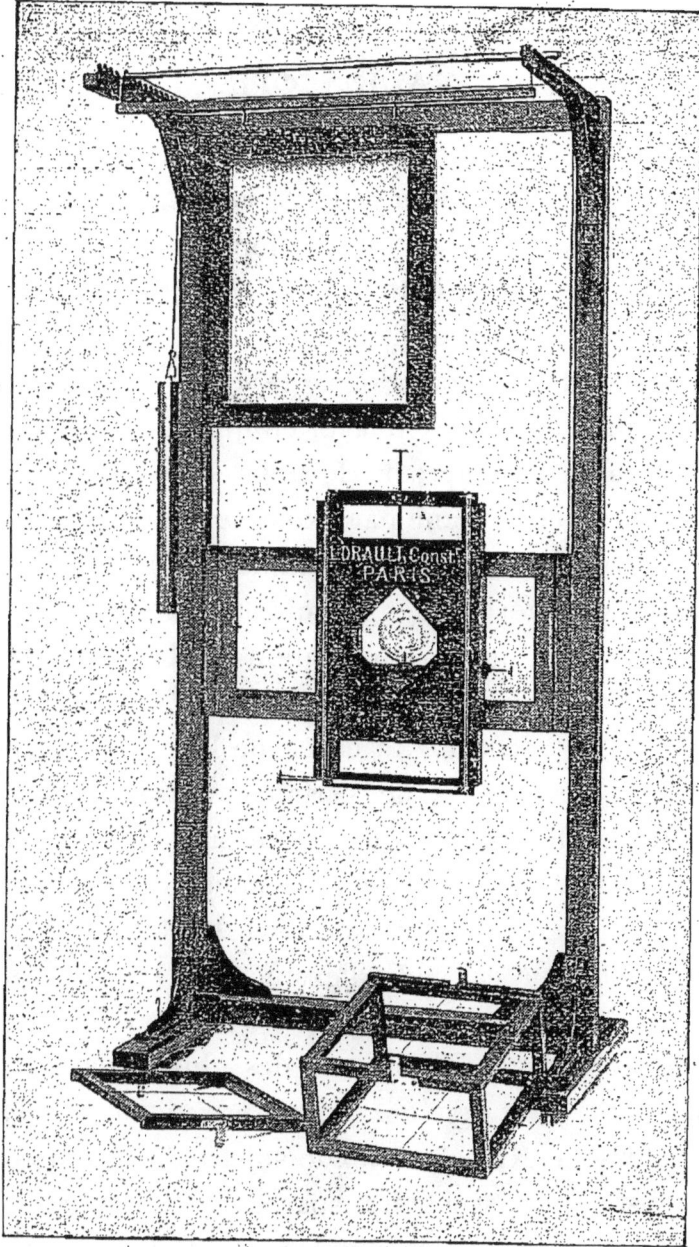

(Fig. 2)

RADIOSCOPIE

C'est un fait de notoriété publique que l'aide apportée par les rayons X au chirurgien, au diagnostic et à la localisation de nombre de corps étrangers. Cette méthode lui révèle encore le déplacement et la mobilité des os fracturés, le jeu des articulations, le cheminement du bismuth dans l'œsophage, ce qui lui permet de connaître à coup sûr, le siège d'un rétrécissement de cet organe par exemple. Elle est même en voie de s'étendre à l'exploration des reins et à la recherche des calculs urinaires.

L'utilité de son application au diagnotic des affections viscérales est loin d'être aussi généralement reconnue, à cause de l'égale perméabilité aux rayons de certains de ces organes, ceux contenus dans la cavité abdominale en particulier. Il n'en est pas de même des viscères thoraciques qui plus que tous les autres sont accessibles à ce mode d'examen.

« Le tableau que présente, en arrière, le thorax à travers l'écran est des plus saisissants, car tout y est agissant, tout y est vivant, dit le professeur Kelsch. Chez le sujet sain, les poumons apparaissent transparents des sommets aux bases. Cette transparence est interrompue au milieu par la colonne vertébrole et latéralement par des bandes moins obscures répondant aux côtes. A droite, cette transparence s'étend jusqu'à la convexité du foie : à gauche, elle est obscurcie au tiers inférieur par le cœur, placé obliquement de haut en bas et de droite à gauche. Tout est mobile dans ce cadre. On y voit très nettement les mouvements d'élévation et l'abaissement des côtes, les battements du cœur et de la crosse de l'aorte, enfin les longues excursions du diaphragme donnant l'impression du jeu d'une puissante pompe aspirante et foulante adaptée à la base du thorax ».

Ces avantages de l'examen à l'écran fluorescent sont quelque peu contrebalancés par la fugacité de l'image radioscopique qui disparaît aussitôt que l'écran n'est plus illuminé.

RADIOGRAPHIE

Avec la radiographie, c'est-à-dire l'impression de plaques photographiques par les mêmes rayons X, on a jusque dans les plus minutieux détails, des images durables qu'on peut étudier à loisir et reproduire à volonté. « En un mot, on a des documents persistants et impersonnels qu'on peut ne pas comprendre ou mal interpréter, mais qu'on ne saurait accuser d'erreur ».

RADIOTHÉRAPIE

A côté de ces divers avantages s'en ajoute un autre plus important peut-être, car les rayons de Rœntgen sont devenus un moyen de traitement de certaines affections. Aujourd'hui la radiothérapie est une méthode thérapeutique à l'ordre du jour. Sortie du domaine de l'empirisme, parce que dotée de mesures exactes grâce au chromoradiomètre d'Holzknecht et aux pastilles de Sabourraud et Noiré, elle est appliquée par beaucoup de médecins aux affections cutanées en particulier, et là où d'autres méthodes échouent parfois complétement ou donnent des résultats par trop éloignés, la radiothérapie en donne de satisfaisants.

Autrefois, on pouvait objecter que cette méthode donnait quelquefois lieu à des accidents relativement graves, parce que longs à disparaître, aux sujets qui en étaient les victimes. On peut dire qu'il n'en est plus de même aujourd'hui grâce aux mesures très précises de quantité de rayons absorbés, que l'on emploie à l'heure actuelle. Et tout dernièrement, M. Bazy communiquait à la société de chirurgie un procédé qui permettait d'éviter la dermite et consistait à filtrer les rayons à travers une couche de coton de quatre à cinq centimètres d'épaisseur. C'est ainsi qu'une leucémique à rate très hypertrophiée put supporter aisément 79 séances de quinze mi-nutes de durée dont la plupart quotidiennes.

Ainsi donc, on peut sans exagé-rer, ne plus avoir à craindre avec ces précautions, les inconvé-nients de cette méthode alors qu'elle en était à son début.

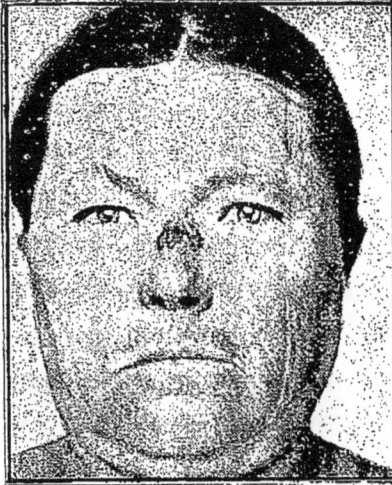

(Fig. 3) Avant le traitement.

Si tout d'a-bord on a voulu faire de la radio-thérapie une panacée uni-verselle, on reconnaît au-jourd'hui que les rayons X doivent être réservés aux

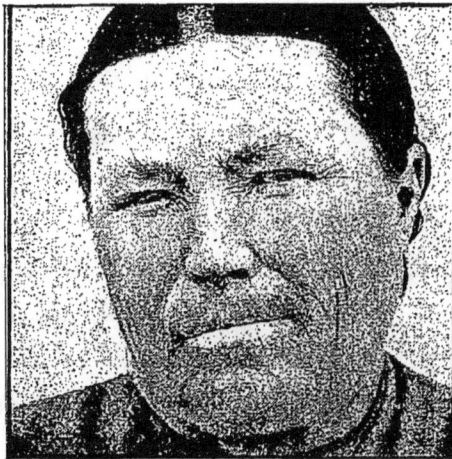

(Fig. 4) Après le traitement.

affections rebelles, à celles dans lesquelles les autres procédés thérapeuthiques donnent des résultats inconstants, parfois même des insuccès.

Que l'on traite de la sorte beaucoup d'épithéliomas cutanés, certains lupus, cela est tout à fait légitime, à cause de l'incertitude des autres procédés et surtout de la beauté consécutives des cicatrices, telle que le représentent les deux photographies d'une malade atteinte d'un épithélioma de la face dorsale du nez et que j'ai pu guérir à la suite de quelques séances, sans cicatrice apparente (fig. 3 et 4). Mais dans d'autres affections, il faut d'abord s'adresser aux agents thérapeutiques médicaux ou chirurgicaux, en changer la nature, en poursuivre l'emploi, en un mot, faire le traitement habituel. Ce n'est encore une fois que dans les formes graves, récidivantes, alors que toutes les méthodes ont échoué, qu'il est légitime d'essayer la radiothérapie. Souvent elle produira l'amélioration désirée et parfois aussi la guérison parfaite des lésions.

Actuellement, l'emploi thérapeutique des rayons de Rœntgen s'applique à trois grands groupes d'affections :

1º Aux dermatoses, teignes, acné, sycosis, psoriasis, eczéma, prurigo, lupus, tuberculides, chéloïdes, verrues, etc.

2° Aux néoplasmes de la peau et des muqueuses, ainsi qu'aux néoplasmes superficiels de l'hypoderme.

3° A certaines affections des organes hématopoïétiques, rate, ganglions, moëlle osseuse et follicules lymphatiques, ou, plus exactement, aux diverses formes de la lymphadémie et de la leucémie.

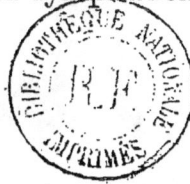

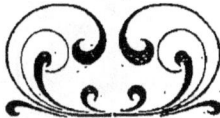

PRIX :

Radioscopie de........	**20** fr. à **30** fr.
Radiographie de......	**40** fr. à **60** fr.
Radiothérapie........	*Suivant lésions*.

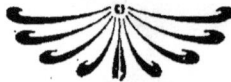

www.ingramcontent.com/pod-product-compliance
Lightning Source LLC
Chambersburg PA
CBHW050452210326
41520CB00019B/6180